I0071345

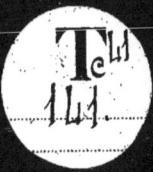

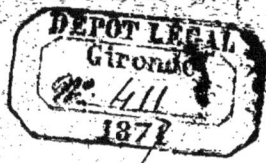

DE

L'ÉDUCATION PHYSIQUE

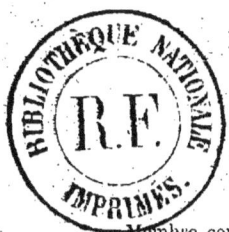

PAR LE

Dr MARMISSE

Membre correspondant de la Société de Médecine de Paris
De la Société d'Anthropologie
De la Société de Statistique de Marseille
De la Société de Climatologie Algérienne
Médecin inspecteur et lauréat de la Société protectrice de l'Enfance de Bordeaux
Secrétaire du Comité médical
Membre correspondant de la Société des Médecins des Bureaux de bienfaisance de Paris
Lauréat de la Société nationale d'encouragement au bien (prix de fondation)
Lauréat du Gouvernement (médailles d'argent et d'or, choléra 1854-1855)
Auteur de travaux de statistique et d'hygiène publique sur Bordeaux

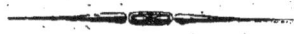

BORDEAUX

IMPRIMERIE BORDELAISE J. LAMARQUE
Rue Porte-Dijeaux, 43

1877

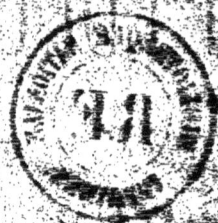

DE

L'ÉDUCATION PHYSIQUE

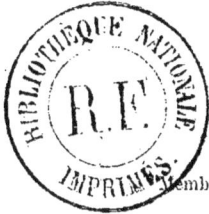

PAR LE

Dᵣ MARMISSE

Membre correspondant de la Société de Médecine de Paris
De la Société d'Anthropologie
De la Société de Statistique de Marseille
De la Société de Climatologie Algérienne
Médecin inspecteur et lauréat de la Société protectrice de l'Enfance de Bordeaux
Secrétaire du Comité médical
Membre correspondant de la Société des Médecins des Bureaux de bienfaisance de Paris
Lauréat de la Société nationale d'encouragement au bien (prix de fondation)
Lauréat du Gouvernement (médailles d'argent et d'or, choléra 1854-1855)
Auteur de travaux de statistique et d'hygiène publique sur Bordeaux.

BORDEAUX

IMPRIMERIE BORDELAISE J. LAMARQUE

Rue Porte-Dijeaux, 43

——

1877

DE

L'ÉDUCATION PHYSIQUE

Dr MARMISSE

L'Éducation physique est l'emploi méthodique des agents, moyens et soins, reconnus aptes à favoriser le développement normal de la constitution physique. Ces agents, moyens et soins, doivent être modifiés suivant les individualités et suivant les diverses phases du développement. Ils devraient donc être mis en pratique dès l'état rudimentaire de la constitution, et on pourrait dire, à la rigueur, que l'Éducation physique de l'homme commence dès que son organisme apparaît dans le sein de la mère. Mais on ne peut s'en préoccuper d'une manière bien pratique qu'à partir des premiers temps de son existence particulière; et il est vrai de dire avec Rousseau, que c'est la nourrice qui commence l'Éducation physique.

Le corps de l'homme est constitué par une agrégation d'organes harmonieusement disposés pour faire un tout, où la partie la plus minime et la moins importante en apparence contribue à la perfection de l'organisation totale, en vue d'un but final, synthétique, qu'on appelle la vie. Pour diriger ces véritables instruments de la vie humaine, aussi nombreux que variés, aussi simples que beaux, aussi fragiles qu'importants, il y a une force ou un ensemble de forces, ayant reçu des dénominations variées, suivant l'opinion que les savants s'en sont faite, force inconnue dans son essence, mystérieuse dans son mode d'agir, insaisissable par nos moyens physiques, chimiques ou mécaniques d'investigation, ne révélant sa présence dans l'organisme que par son concours dans la période de formation, d'évolution et de conservation. C'est ici qu'on peut appliquer le principe de l'ancienne école : par la constatation des effets, on constate l'existence de la cause ; quoique l'école moderne ne veuille plus de métaphysique dans les sciences d'observation.

Malgré la subtilité, et peut-être aussi, à cause de la subtilité de ses caractères, la puissance dynamique ne peut échapper à l'action des agents extérieurs, des moyens et des soins, dont peut disposer l'éducation. Aussi peut-elle subir une direction utile ou nuisible de la part de l'individu en qui elle réside ou de la part de quiconque s'occupe d'elle. Chacun des organes du mécanisme humain n'arrive que par degrés à la forme complète à laquelle l'appelle la loi de l'espèce et du type. Ce développement se rapproche plus ou moins de la perfection, suivant le plus ou le moins de bonté de l'éducation qui lui est appliquée.

Quittons ces considérations générales pour descendre à des applications particulières.

La charpente humaine, dans sa marche vers l'ossification complète, que la science fixe à vingt-cinq ans environ, peut tomber sous l'action bienfaisante de l'éducation. Celle-ci peut réunir en sa faveur les conditions les plus favorables à sa perfection, et l'aider à vaincre les obstacles qui s'opposeraient à son développement normal. Il en est de même pour le système vasculaire (artères, veines, capillaires), qui doit distribuer les sucs nourriciers dans les régions les plus extrêmes ; il en est de même encore pour le système nerveux (nerfs et axe cérébréospinal), qui doit lancer partout l'influx stimulant. A cette action n'échappe pas le système cutané (peau et ses annexes) qui doit protéger l'organisme contre le monde extérieur, en tant qu'il pourrait nuire. Nous dirons encore que l'éducation peut s'appliquer aux différents organes des sens, qui mettent le *moi* en rapport avec le *non moi*, à l'appareil respiratoire qui doit introduire dans les poumons les gaz vivifiants et en faire sortir les gaz nuisibles, etc., etc. Nous pourrions ainsi parcourir chaque organe, l'un après l'autre, et faire comprendre au moyen des lois biologiques, non-seulement comment agissent sur chacun d'eux les agents naturels de l'hygiène générale, aliments, vêtements, habitation, température, atmosphère, climat, etc.; mais, encore comment on peut faire intervenir, avec efficacité, des moyens spéciaux : gymnastique, escrime, équitation, natation, course, danse, chant, exercices militaires.

Par la combinaison variée de ces manœuvres physiques, de véritables transformations s'opèrent au sein des organes osseux. Ainsi, la cage thoracique étroite, difforme, s'élargit et se régularise pour donner une place convenable aux poumons et au cœur ; la colonne vertébrale déviée se redresse pour donner un étui régulier à la moelle épinière ; des os longs, grêles ou tordus s'amplifient ou reprennent une direction normale, pour donner aux muscles des points d'attache solides. Il est même sorti de ces idées et de ces résultats un art tout spécial qu'on appelle l'orthopédie. N'est-ce pas là une véritable éducation du squelette humain ?

Si nous passons au système musculaire, nous trouvons aussi pour lui une éducation spéciale. Le forgeron, le boulanger acquièrent des muscles particuliers pour leurs bras, le danseur pour ses jambes, le chanteur pour son larynx et le lutteur pour tous ses membres. Le gymnasiarque, l'acrobate, le clown ne se donnent-ils pas, par l'exercice, des organes musculaires dont la souplesse et l'agilité nous surprennent ? Le sexe à qui la nature refuse la force physique pour faire briller chez lui la grâce et la beauté des formes, peut, au moyen de l'éducation, tromper les vues de cette même nature. Ainsi, de nos jours, miss Marilla ou la femme à canon, miss Léona Dare et plusieurs autres sont arrivées à la puissance herculéenne et à l'adresse gymnastique, sans rien perdre de la grâce qu'elles tiennent de leur sexe.

Si nous voulions passer au système vasculaire, nous prouverions que l'éducation fait disparaître les vaisseaux grêles pour les remplacer par d'autres, larges, abondamment pourvus de sang, très-intenses dans leur puissance centripète ou centrifuge, capables d'entretenir partout où ils pénètrent une nutrition énergique.

Le système nerveux lui-même ne peut résister à l'influence de l'éducation physique pour se perfectionner, c'est-à-dire pour se relever s'il est trop déprimé, et pour se déprimer s'il est trop relevé.

Grâce à la bonne méthode, le système cutané se perfectionne lui aussi dans sa double fonction d'exhalation et de résorption. Est-il nécessaire de parcourir ainsi chacun des organes ou des appareils de l'économie pour prouver qu'ils peuvent arriver au type parfait ?

Néanmoins, nous n'abandonnerons pas ces développements, sans dire quelques mots des organes des sens. N'est-ce pas l'éducation de l'ouïe qui fait le musicien et le chanteur ? L'éducation du goût qui fait le dégustateur ? L'éducation de la vue qui fait le chasseur ? L'éducation du tact qui fait l'aveugle pianiste, écrivain et lecteur ?

Nous terminerons ces études générales sur l'éducation du physique, par des considérations qui nous paraissent neuves, si, du moins, nous ne faisons pas erreur.

L'homme, comme tout animal, et on peut dire comme tout végétal, porte en lui une tendance à reproduire, malgré l'influence du milieu où il vit, le type de ses aïeux, type avantageux ou désavantageux. La zootechnie et l'horticulture, sont riches en preuves qui constatent cette loi mystérieuse. Elle peut être regardée comme une véritable sauvegarde, créée par la nature, pour la conservation et la perpétuité des espèces. Cette tendance a été désignée dans ces derniers temps, par le mot : *atavisme*. La doctrine de Darvin y a trouvé une des plus sérieuses réfutations. En effet, avec cette tendance au retour vers un type antérieur, comment admettre que l'homme est un singe perfectionné, ou que l'espèce simique ait pu jamais devenir espèce humaine ? Beaucoup d'enfants, au lieu de reproduire les qualités physiques de leurs parents immédiats, semblent avoir reculé vers un aïeul de la deuxième, troisième ou quatrième génération ; et il n'est pas rare de trouver, dans les portraits de famille, des ressemblances qui passent ainsi par-dessus diverses générations.

Or, l'éducation physique, telle que nous l'avons définie, est capable de mettre en évidence cette loi de l'*atavisme*, endormie quelquefois chez l'individu, et ne demandant que le concours des conditions nécessaires pour se révéler. Mettez un enfant dans ces conditions ; occupez-vous de lui d'une manière constante, minutieuse, au point de vue de de son éducation hygiénique, vous pouvez avoir la chance de voir reproduire en lui l'image d'un aïeul bien constitué, ou de repousser de son organisme les qualités vicieuses que cet aïeul aurait pu lui transmettre. Ainsi, reproduire le bon, le beau, neutraliser le mauvais, le laid, que l'atavisme pourrait faire apparaître, voilà le double bienfait de l'éducation physique.

Qu'il nous soit permis de terminer par la citation d'un fait tombé sous notre observation.

Nous connaissons intimement une famille composée du père âgé de 53 ans, de la mère âgée de 44 ans et du fils âgé de 16 ans et demi. Du côté paternel, aïeuls et bisaïeuls, la constitution a été tout au plus moyenne en vigueur et en taille, et la longévité n'a pas dépassé 65 ans. Du côté maternel, les aïeuls et bisaïeuls masculins étaient doués d'une constitution robuste où la taille était bien supérieure à la moyenne, où la longévité a été de 75 ans pour le grand-père, de 79 pour le bisaïeul et de 101 pour le trisaïeul.

L'enfant dont il s'agit a été constamment soumis, dès l'enfance, à des exercices de corps variés. Aujourd'hui, voici les chiffres comparatifs entre le père et le fils.

Taille : chez le père, 1^m 67 ; chez le fils, 1^m 71.

Périmètre du thorax en passant sous les deux aisselles : chez le père, 0^m 92 ; chez le fils, 0^m 99.

Périmètre du crâne en passant par la région frontale : chez le père, 0^m 58 ; chez le fils, 0^m 58.

Distance d'une épaule à l'autre : chez le père, 0^m 40 ; chez le fils, 0^m 42.

Longueur de la main : chez le père, 0^m 20 ; chez le fils, 0^m 20.

Longueur du pied : chez le père, 0^m 26; chez le fils, 0^m 28.

Périmètre du bras, aux biceps : chez le père, 0^m 26; chez le fils, 0^m 28.

Périmètre de la jambe, au mollet : chez le père, 0^m 35; chez le fils, 0^m 40.

Conclusion. — On voit que la constitution du fils, à un âge où il est encore loin d'être complètement développé, comparée à celle du père, l'emporte presque partout où les dimensions ont été prises. De plus, les membres de la famille et les amis sont unanimes à proclamer sa ressemblance à son grand-père maternel. Cette supériorité de constitution n'a-t-elle pas la chance d'être encore bien plus sensible dans quelques années? Nous avons donc le droit de la regarder comme un argument en faveur de l'atavisme.

Nous voyons dans ce fait la confirmation qu'une bonne éducation physique, favorisée par l'influence salutaire de l'atavisme, peut provoquer une amélioration très sérieuse dans une constitution donnée. Nous appelons de tous nos vœux l'attention des observateurs sur cette intéressante question.

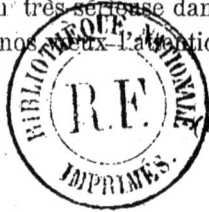

(*Extrait du* PRYTANÉE.)

Bordeaux. — Imp. J. LAMARQUE, rue Porte-Dijeaux, 43.

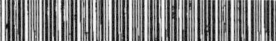